AF463980

# DISCOURS
## SUR L'UTILITÉ
## DE
## L'ANATOMIE,

*Pour toutes les Personnes qui forment la Société ;*

ET la nécessité de cette Science pour exercer la Chirurgie.

*.....Nosce te ipsum.*

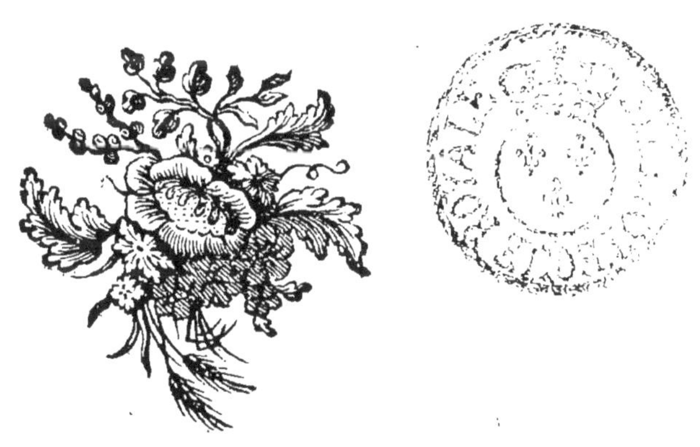

M. DCC. LXIV.

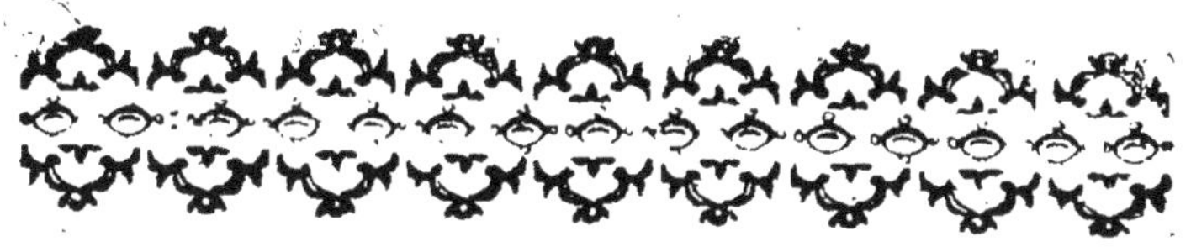

# AVERTISSEMENT.

*CE DISCOURS a été prononcé dans la Salle des* ECOLES ROYALES *de Chirurgie d'Orléans, à l'ouverture d'un Cours d'*ANATOMIE *le 17 Février 1763. C'eſt un Compoſé de Matériaux pris dans les Auteurs qui ont écrit ſur cette Matiére. S'ils avoient été raſſemblés & mis en ordre par un Orateur, il ſeroit ſemé de ces fleurs de Rhétorique, qui frap-*

*pent agréablement le Lecteur, & répandent ſur un Ouvrage un charme ſéduiſant. Mais lorſqu'on fera réflexion qu'un Profeſſeur de Chirurgie doit plus s'occuper des choſes, que de la maniere de les exprimer, on ſentira que ce Diſcours doit être lû avec indulgence.*

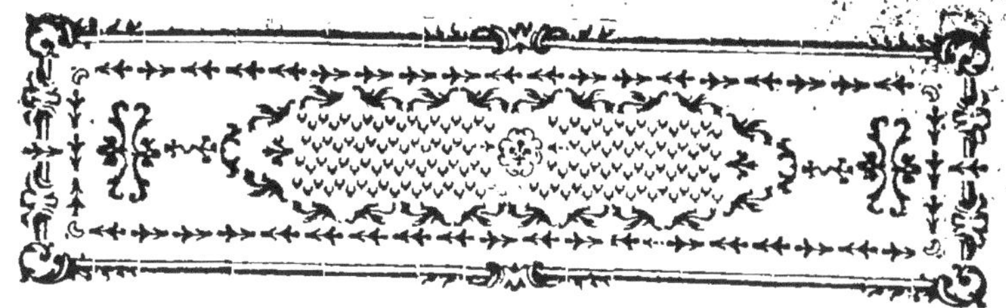

# DISCOURS

## *SUR L'UTILITÉ DE L'ANATOMIE.*

NAITRE, vivre & mourir; voilà, MESSIEURS, le période néceſſaire & commun à tous les hommes. Naître ſans accidens, vivre ſans douleurs, parvenir à une heureuſe vieilleſſe; c'eſt le ſort peu commun des hommes, & qui n'eſt réſervé qu'aux ſeuls favoris de la Nature; c'eſt le but des Arts les plus utiles: celui de tous que ce ſoin regarde de plus près, eſt l'Art de guérir. L'origine de cet Art précieux eſt preſque auſſi ancienne que celle du Monde; il la doit aux miseres humaines, qui assiégerent l'homme de toute part, après son péché: les infirmités, les maladies, suites funestes de sa désobéissance, fondirent successivement sur lui, & lui annoncerent ses malheurs. Dès qu'il cessa d'être protégé de cette Main puissante, qui le tira du néant, les désordres inévitables dans une machine aussi composée, aussi fragile, exposée au choc des corps qui l'environnent, à l'impression des fluides qui la pénétrent, obligée de subsister au milieu des êtres, & par des substances qui lui sont si peu proportionnées, se manifesterent. A peine commença-t-il à vivre, qu'il vécut misérable, & qu'il fut forcé de recourir à l'Art de guérir pour vivre en santé.

Peut-être nos premiers Peres, plus robustes ou plus sages que nous, ont été moins valétudinaires; l'épaisse obscurité de la plupart des maladies internes les a long-temps empêchés d'y chercher des remedes; & la Nature, qui se charge assez souvent de ces sortes de cures, les aura maintenus dans cette indolence: mais les maladies externes, telles que des plaies, des fractures, des luxations, les auront contraints d'imaginer les secours simples qu'ils exigent; le simple les aura insensiblement conduit au composé, & successivement du traitement de ces maladies, à celui des maladies internes. C'est ainsi que la nécessité & les expériences réitérées ont fait par degrés des Chirurgiens & des Médecins.

Il est aisé, MESSIEURS, d'imaginer quelle espèce de Praticiens étoient les premiers Fondateurs de notre Art: mais enfin, les temps ont accumulé les expériences, les Sciences ont pris naissance, & furent cultivées; on ouvrit des cadavres, des animaux vivans; les sacrifices prescrits par la Religion donnerent l'idée de ces inspections curieuses, dont la superstition a si souvent abusé; les réflexions sur le rapport des parties des animaux, avec celles du corps humain, ont ouvert les yeux sur une autre espèce d'utilité, infiniment plus raisonnable & plus précieuse. On a commencé à sentir que l'Art de réparer les dérangemens qui arrivent à notre machine, suppose la connoissance de sa structure; on l'a recherchée, avec application, dans l'état de ſanté & dans celui de maladie. Si nous en croyons l'Hiſtoire, on eſt allé plus loin: Ptolomée-Philadelphe, Prince ſage & vertueux, s'occupant des moyens de conſerver la ſanté & la vie de ſes Sujets, abandonnoit les criminels à des Anatomiſtes pour faire des expériences & des découvertes, qui ſerviſſent à la conſervation d'une multitude d'innocens de tout état & de tout âge. Enfin, on a commencé à jetter les premiers fondemens d'un véritable Art de guérir.

Quelle eſt, MESSIEURS, l'époque de l'exercice éclairé de cet Art? C'eſt celle où l'Anatomie a commencé d'être cultivée par les plus grands hommes. Avant les Démocrite, les Hypocrate, les Ariſtote, les Hérophile, les Eraſiſtrate, les plus célebres Anatomiſtes de ces temps reculés, il n'y avoit point de Médecins méthodiques. Suivez l'Hiſtoire de la Médecine, * depuis ces reſpectables Fondateurs juſqu'à nos jours, & vous verrez que ſes progrès ont exac-

* Par le Clerc.

tement ſuivi ceux de l'Anatomie ; que dans les ſiécles où celle-ci a été négligée, la pratique médicale étoit un pur charlataniſme, un chaos d'erreurs, & la Chirurgie une routine aveugle & barbare.

Si l'Anatomie eſt le premier fondement de l'Art de guérir, ne peut-on pas dire, que de toutes les connoiſſances il n'en eſt pas de plus importantes que celle de ſoi-même : *Noſce te ipſum.* Que Thalès, l'un des plus renommés des Sages de la Grece, mérite bien qu'on lui faſſe honneur de cette utile maxime ; qu'avec raiſon on la grava ſur des lames d'or, que mille monumens placés dans les lieux publics, & juſques dans le Temple d'Apollon, la retracerent aux yeux des hommes, pour les empêcher d'en perdre le ſouvenir. Thalès, il eſt vrai, entendoit par la connoiſſance de ſoi-même, celle de l'Etre moral : mais les Philoſophes convenant que la connoiſſance de ſoi-même, ou de l'Etre moral, ſuppoſe celle du corps ou de l'Etre phyſique ; cette maxime doit avoir ſon application pour l'homme phyſique, comme pour l'homme moral. Or, la voie la plus sûre pour connoître l'homme physique, c'est la dissection des parties qui le constituent. Rien n'est donc plus important que la Science Anatomique. Eh! pourquoi? C'est qu'elle est utile à tous les hommes, quelque profession, quelque état, quelque emploi qu'ils remplissent dans la Société : elle est indispensablement nécessaire pour exercer la Chirurgie : deux réflexions qui feront le partage de ce Discours.

Vous verrez, MESSIEURS, dans la premiere partie, qu'il n'y a personne dans la Société qui ne puisse tirer quelque avantage des connoissances Anatomiques, qu'elles sont utiles & même nécessaires à plusieurs pour bien remplir les fonctions de leur état. Nous démontrerons dans la seconde, qu'il est impossible d'exercer aucune partie de la Chirurgie, sans en être parfaitement instruit.

Une matiere de cette importance demanderoit d'être traitée avec la plus grande clarté & la plus exacte précision. Si le zèle qui nous anime pouvoit suppléer aux talens qui nous manquent, vous seriez, MESSIEURS, bientôt convaincus, que l'Anatomie eſt une des Sciences les plus utiles à l'Humanité. Heureux! ſi les efforts que nous allons faire peuvent vous le perſuader, & mériter vos ſuffrages.

## *PREMIERE PARTIE.*

SI l'homme s'étoit conſervé dans ſa premiere innocence, & qu'il n'eût pas mérité, par ſon infraction aux ordres de Dieu, d'être aſſujetti à une infinité de maux qui troublent ſa ſanté & dérangent ſes fonctions, l'Anatomie pourroit être regardée comme une Science de pure curioſité, du moins pourroit-on dire, que les avantages qui en réſultent ſeroient d'une étendue moins grande. Mais pour peu que nous conſidérions le nombre & la diverſité des infirmités humaines, & que nous faſſions attention à cette multitude d'accidens imprévus, auxquels nous ſommes expoſés, bientôt ſon utilité ceſſera d'être un problême aux yeux de la raiſon, & nous n'aurons pas de peine à nous convaincre qu'il eſt peu de Sciences qui importent plus à l'homme, &

qui doivent l'intéresser davantage. En effet, soit que nous le regardions comme sain ou comme malade, dans l'une & l'autre situation, l'étude, dont je parle, sera d'un égal secours.

La santé est le plus précieux de tous les biens, sans elle tous les autres ne sont rien, parce que sa seule privation répand l'amertume sur toutes les douceurs de la vie. Plus ce bien est précieux, plus il est intéressant à l'homme de le conserver. Or, l'Anatomie est la Science qui lui prêtera les secours les plus efficaces pour s'en assurer la possession. Oui, MESSIEURS, cette assertion n'est pas téméraire; celui qui connoîtra le mieux les parties qui forment l'assemblage de son corps, sera le plus en état de juger, & de discerner ce qui est propre, ou ce qui est contraire à sa conservation. La composition, l'arrangement, la situation, la connexion & l'usage des diverses parties dont le corps est composé, lui apprendront à ne rien faire qui puisse causer le moindre dérangement dans l'harmonie admirable qui y régne. Pour entretenir cette harmonie, aussi nécessaire qu'elle eſt merveilleuſe, quelles lumieres ne tirera-t-il pas du méchaniſme de la digeſtion des alimens, de celui de la ſéparation du chyle, de la route qu'il tient pour aller ſe mêler avec le ſang, de la ſecrétion de la bile, du ſuc pencréatique, de l'urine, de la lymphe & des autres liqueurs élaborées & préparées par les diverſes parties du corps? A l'aide de ces connoiſſances, il ſçaura diſtinguer les alimens propres à ſa conſervation, de ceux qui pourroient lui devenir contraires, l'exercice ou le repos qu'il doit prendre, les plaiſirs dont il peut uſer, ceux dont il doit s'abſtenir, & la regle de conduite qu'il doit garder pour conſerver le bien le plus cher de la vie. Il apprendra ſur-tout à connoître ſon tempérament, à ne point en abuſer, à ſe défier de ſes forces, à ne point trop compter ſur une apparence de vigueur qui ſemble à l'abri de toutes attaques, & que le plus léger ébranlement peut détruire. Inſtruit de la délicateſſe des reſſorts qui ſoutiennent & font mouvoir ſa frêle machine, il ſe gardera d'en renverſer l'équilibre, d'en déranger les mouvemens, d'en troubler l'harmonie : en un mot, il apprendra à se respecter soi-même, & craindra d'insulter à la Majesté Divine, en détruisant l'ouvrage le plus parfait qui soit sorti des mains du Créateur.

A de si grands avantages, qu'il est aisé, MESSIEURS, de reconnoître l'utilité de l'Anatomie pour l'homme qui jouit de la meilleure santé : avantages qui deviendront plus sensibles, si, changeant le tableau, nous le considérons dans l'état de maladie.

Il n'est point d'homme affecté de la plus légere indisposition, attaqué d'un accident funeste, qui ne cherche, avec empressement, les moyens de soulager ses maux & de guérir. Est-il, MESSIEURS, un moyen qui puisse mieux remplir cet objet, que l'étude Anatomique ? S'agit-il d'indiquer le lieu, l'endroit ou le siége du mal, de déterminer le caractere de la douleur qu'on ressent dans une partie ; qui pourra le mieux faire que celui qui, sentant ce mal, connoît la composition des parties affectées, leurs usages & leurs fonctions ? Que nous serions heureux ! si les personnes qui nous honorent de leur confiance étoient initiées dans l'Anatomie.

Les Auteurs ont décrit les différentes eſpeces de douleurs qui dépendent de la bleſſure, ou léſion de telle ou telle partie, & les ont regardées comme autant de ſymptômes qui accompagnent & caractériſent telle & telle maladie; mais ils ne l'ont pu faire que d'après le récit des malades, qui ne connoiſſant point l'Anatomie, pouvoient les tromper: au lieu que s'ils ne les avoient décrites qu'après les avoir eux-mêmes reſſenties, la deſcription qu'ils en ont faite, auroit été plus lumineuſe, plus claire & plus préciſe. S'il eſt conſtant que le caractere de la douleur, qui ſe fait ſentir dans une partie, nous fait juger de la nature d'une maladie, & nous conduit aux vraies indications, c'eſt-à-dire, à la juſte adminiſtration des moyens propres pour guérir. Eh! pourquoi négliger l'Anatomie, qui mene à cette précieuſe découverte? Combien, MESSIEURS, combien de maladies inconnues, faute de pouvoir diſtinguer & connoître parfaitement le caractere de la douleur, dont le malade ſe plaint? Combien de tentatives infructueuſes ; combien de remedes inutiles & ſouvent contraires? Au lieu qu'inſtruit de la compoſition & du méchaniſme de la partie affectée, le malade diſtinguera mieux que le plus habile Praticien, l'eſpece de douleur qu'il y reſſent, & dont cette partie eſt ſuſceptible. Ses lumieres, jointes à celles des gens de l'Art, feront appercevoir & découvrir la nature de la maladie ; elles guideront même ceux-ci dans le choix des moyens ou des remedes propres pour la combattre. On ſçait aſſez, dans l'Art de guérir, que ce n'eſt pas la connoiſſance des remedes qui manque, mais bien celle de la maladie, qui, faute d'être clairement diſtinguée, jette le Praticien dans des écarts & des erreurs graves.

Vous penſerez, peut-être, MESSIEURS, que c'eſt aux gens de l'Art, particuliérement obligés par état à l'étude Anatomique, (comme je le dirai dans un moment) à connoître la nature ou le caractere d'une maladie, & à y appliquer les remedes propres ; que ce n'eſt point au malade à s'attacher à l'étude qui mene

mene à cette connoiſſance, & que ſi tous les hommes étoient Anatomiſtes, ils ſeroient eux-mêmes, dans une infinité de cas, leur propre Médecin, & n'auroient beſoin d'aucun ſecours étranger. Nous convenons que c'eſt à nous à découvrir & diſtinguer le caractere d'une maladie; mais s'il eſt conſtant que la connoiſſance qu'un malade auroit des parties qui le conſtituent, pût contribuer à faire cette découverte, l'étude Anatomique lui devient trop intéreſſante pour la négliger.

Plus les connoiſſances ſont grandes, nombreuſes & raſſemblées, plus elles nous éclairent. Conſéquemment, celles d'un malade inſtruit, jointes à celles d'un Praticien, doivent jetter un plus grand jour ſur les découvertes que nous voulons faire. Un malade qui connoîtroit les parties qui forment l'aſſemblage de ſon corps, ſeroit en état de rendre un compte exact & fidéle des ſymptômes de ſon mal, & de juger, du moins en général, des moyens ou des remedes qu'on lui propoſe pour guérir. Combien de fois, faute de ſçavoir l'Anatomie, le Public eſt-il dupe d'une infinité de Charlatans? S'il en étoit instruit, il ne seroit plus la malheureuse victime de ces Empiriques, qui abusent si souvent de son aveugle confiance.

Mais, direz-vous, MESSIEURS, nous voyons des gens de l'Art, qui sont supposés connoître l'Anatomie, ne pouvoir se traiter eux-mêmes; ils paroissent même plus embarrassés, plus indécis sur la nature & le caractere de leur maladie, que ceux qui les gouvernent: comment concilier cet exemple avec les avantages qu'un malade peut retirer des connoissances qu'il auroit acquises dans l'Anatomie? Cette objection est spécieuse, je l'avoue. Si l'on fait attention, qu'il est des maladies qui affectent les fonctions de l'ame, & mettent le malade hors d'état de porter aucun jugement sur sa situation actuelle, on se persuadera qu'il est impossible, que celui qui connoît le mieux l'Anatomie, puisse, dans ce cas, en faire aucun usage. Il n'en est pas de même dans celles où le malade conserve toute sa tête: alors, plus il s'est appliqué à l'Anatomie, plus il est en état de découvrir, de distinguer

& de connoître la nature de l'accident ou de la maladie dont il est attaqué. Ambroise Paré, le flambeau de la Chirurgie Françoise, nous en fournit un exemple frappant. Il rapporte, dans l'excellent Ouvrage qu'il nous a laissé, que voulant faire entrer son cheval dans un bateau pour passer la Seine, il en reçut un coup de pied, qui lui brisa les deux os de la jambe; qu'étant tombé du coup, le *Tibia*, ou le principal os perça sa bottine, ce qui compliqua cette fracture des plus grands accidens. Ce grand homme fit voir, dans cette conjoncture, combien les connoissances Anatomiques sont utiles à celui qui est attaqué d'un pareil accident. Ressentant les douleurs de sa blessure, il étoit plus en état qu'un autre d'en distinguer le caractere, de juger de celui des accidens qui pouvoient y survenir, & d'indiquer les remedes qu'il falloit appliquer. Aussi voit-on, avec admiration, que les douleurs qu'il ressentoit, lui firent inventer des moyens salutaires, qu'il n'auroit jamais imaginés, s'il n'avoit pas été lui-même le sujet qui éprouva ces sensations douloureuses. Pour éviter la prolixité, je me diſpenſerai d'accumuler les exemples, parce qu'ils ne mettroient pas cette vérité dans un plus grand jour: je dirai ſeulement que j'ai été convaincu, par une fâcheuſe expérience, qu'un malade inſtruit de l'Anatomie, eſt plus en état qu'aucun Praticien, de diſtinguer la nature & le caractere de la douleur qui l'affecte, & de juger de celui de ſa maladie. En 1756 j'eus un abſcès entre la dure-mere & le crâne; cette cruelle maladie eſt décrite dans le Journal de Médecine du mois de Novembre 1762. Les douleurs que je reſſentois me faiſoient diſtinguer leur caractere; l'endroit où elles s'étoient fixées, & les ſymptômes qui les accompagnoient, m'ont fait juger dès le quatorziéme jour, que la maladie s'étoit terminée par un dépôt purulent, ſitué entre la dure-mere & le crâne; l'évacuation du pus par les oreilles & par le nez l'a juſtifié. C'eſt donc un préjugé populaire de penſer que les gens de l'Art ne peuvent connoître leurs maladies, & qu'ils ſont toujours obligés de s'en rapporter aveuglement à leurs Confreres pour les traiter.

Vous avez entendu dire cent fois, MESSIEURS, qu'un homme à trente ans devroit être ſon propre Médecin : la propoſition auroit toute ſon évidence, ſi, à cet âge, il connoiſſoit l'Anatomie.

Aulu-Gelle diſoit, qu'il ne pouvoit ſouffrir que des hommes libres, & dont l'éducation doit être conforme à leur état, ignoraſſent ce qui a rapport à l'économie du corps humain. Ce Philoſophe entendoit non-ſeulement qu'il n'y avoit pas d'étude plus intéreſſante que celle de l'Anatomie, mais encore de plus utile pour conſerver & rétablir la ſanté.

Malgré la répugnance des Dames pour un cadavre, il y en a dans la Capitale qui s'appliquent à l'Anatomie; il eſt vrai, MESSIEURS, qu'elles n'apprennent ordinairement cette Science que ſur des piéces en cire, ou préparées & deſſéchées; j'en ai vu cependant aſſiſter aux diſſections, afin d'examiner la nature de plus-près, & d'une maniere qui leur profite davantage. Inſtruites qu'un des plus ſûrs moyens de ſe conſerver un empire durable ſur les cœurs, c'eſt de faire durer la beauté, la fraîcheur du tein, l'embonpoint, la gaieté d'eſprit, qui ſont les fruits d'une ſanté ſolide; perſuadées que des avantages, auſſi précieux pour elles, qu'agréables pour nous, ne peuvent ſe maintenir ſans la connoiſſance du méchaniſme admirable du corps humain, elles ne regrettent point le temps qu'elles donnent à l'étude Anatomique.

Si l'étude dont je parle eſt utile à toutes les perſonnes qui forment la Société, elle eſt d'une utilité particuliére aux Magiſtrats, d'une néceſſité indiſpenſable pour exercer la Médecine; les Peintres & les Sculpteurs doivent étudier cette Science: l'Anatomie étant du reſſort de la Philoſophie, tout vrai Philoſophe doit en être inſtruit.

On regardera, peut-être, MESSIEURS, comme un paradoxe, d'avancer que les connoiſſances Anatomiques ſont utiles pour exercer la Magiſtrature. Si l'on fait attention que les motifs, les circonſtances eſſentielles, les faits mêmes, dont un Juge doit être parfaitement informé, ſont détaillés dans la plupart des rapports avec des termes Anatomiques, qui deviennent obſcurs, & même inintelligibles pour celui qui ne les connoît pas, & peuvent induire en erreur le Magiſtrat; on ſera bientôt convaincu que cette Science peut être d'une grande utilité pour porter & prononcer un Jugement dans la plupart des matieres criminelles. En effet, s'il connoiſſoit l'Anatomie, il diſtingueroit facilement, ſi les cauſes de la mort, énoncés dans un rapport, ſont établies ſur des principes erronés, ou ſur le méchaniſme des parties; conſéquemment, s'il doit s'en tenir au rapport qui lui en a été délivré, ou s'il eſt néceſſaire, pour éclairer ſa religion, d'ordonner une ſeconde viſite.

Dans la queſtion qu'un Juge fait donner à un accuſé, ſoit pour tirer de lui la vérité des faits qu'il importe de ſçavoir, ſoit pour découvrir ſes complices, la torture eſt ordinairement réglée ſur l'avis des Médecins ou des Chirurgiens; ceux-ci, ne connoiſſant pas l'importance du ſecret que le Juge veut tirer de l'accuſé, ſouvent trop compatiſſant pour ce malheureux, repréſentent qu'il ne la peut ſupporter davantage, & le Juge la fait ordinairement ceſſer : au lieu que s'il étoit inſtruit de l'Anatomie, il verroit, par lui-même, ſi la compaſſion n'a point de part à cette repréſentation, & ſeroit en état, en joignant ſes lumieres à celles des gens de l'Art, de la faire continuer, pour découvrir la vérité qu'il cherche.

Au ſurplus, combien de conteſtations portées dans les Tribunaux, où l'impuiſſance, la ſtérilité, le temps de l'accouchement, l'avortement, l'accouchement ſimulé ou diſſimulé, ſe trouvent compliqués de circonſtances particuliéres, qu'on ne peut ſaiſir que par l'Anatomie ? Ce ſont cependant ſur ces différentes complications qu'un Magiſtrat doit établir ſon Jugement.

Après cela, dira-t-on que les connoiſſances Anatomiques ne ſont d'aucune utilité pour exercer la Magiſtrature ? Qu'un Juge ne doit point examiner, approfondir, ni connoître, ſi les motifs énoncés dans un rapport ſont établis ſur de bons principes ; diſtinguer les complications des différentes circonſtances qui accompagnent une infinité de faits Chirurgiques, qui forment la matiere d'un procès criminel, & ſur leſquels il doit asseoir son jugement, & que sur un point de cette importance il doit toujours s'en rapporter aveuglement aux gens de l'Art? Il est vrai que l'Ordonnance criminelle n'exige de lui aucune connoissance Anatomique, & qu'elle lui prescrit même de s'en rapporter aux Médecins & aux Chirurgiens. Mais si l'on fait attention, que dans bien des cas il seroit à souhaiter qu'il pût distinguer, par lui-même, le suicide de l'assassinat, & la véritable cause d'une mort violente & suspecte: on sera bientôt convaincu que des connoissances Anatomiques peuvent l'empêcher de donner dans l'erreur, & l'éclairer sur le jugement qu'il doit prononcer; jugement décisif & souvent sans appel, d'où dépendent l'honneur, l'état, la fortune & la vie d'un Citoyen, ou l'impunité du crime.

Ce sont, vraisemblablement, MESS^rs, ces motifs & ces raisons qui porterent, il y a plus de quinze ans, un de nos Magistrats à nous confier son fils pour lui apprendre l'Anatomie. Ce Juge plein de lumieres, ce Citoyen zélé, qui, par amour pour sa patrie, a refusé une des premieres charges de la Capitale, ſentoit donc l'utilité des connoiſſances Anatomiques, pour bien remplir les devoirs & les obligations de la Charge qu'il exerce avec tant de diſtinction, puiſqu'il vouloit que ſon fils, à qui il la deſtinoit alors, n'ignorât rien de ce qui étoit néceſſaire pour juger les hommes ſur des matieres de cette importance. Cet exemple donné par un grand Magiſtrat, dont le nom ſeul fait l'éloge, * eſt une preuve convaincante que les connoiſſances Anatomiques ſont utiles pour remplir cette partie redoutable de la Magiſtrature, deſtinée à conſerver l'honneur des familles, à frapper du glaive de la Juſtice le coupable convaincu, ou à ſauver l'innocent opprimé.

A Dieu ne plaiſe, MESSIEURS, que je veuille faire entendre que nos Magiſtrats, dont un grand nombre nous honore aujourd'hui de leur préſence, manquent de lumieres néceſſaires pour juger les hommes. Il n'y a point de Ville dans le Royaume où ils ſoient plus éclai-

---

* M. Boyetet, Lieutenant Criminel d'Orléans.

rés, & où la justice se rende avec plus d'intégrité, de noblesse & de désintéressement.

De toutes les connoissances qu'un Médecin doit avoir, il n'en est pas de plus indispensable que celle de l'Anatomie. C'est elle qui le guide dans l'exercice de son Art, sans elle il marcheroit comme le Pilote sans boussole; le hasard, l'instinct ou l'essai, ces guides trompeurs, seroient ses seules ressources. L'application des loix de la Méchanique, de la Statique, de l'Hydraulique & de l'Optique, qu'il fait à toutes les parties qui composent le corps humain, fait connoître combien l'Anatomie lui est utile & nécessaire. La Pathologie ou la Science qui traite des maladies, la Thérapeutique, qui renferme les moyens appropriés à leur curation, & toutes les autres parties de la Médecine ont pour base l'Anatomie. C'est par elle que des Médecins se sont distingués & ont surpassé ceux qui l'ont négligée; c'est par elle qu'ils ont acquis de la réputation; c'est parce qu'un SENAC est un des plus grands Anatomistes de l'Europe, que le Roi l'a choisi pour son premier Médecin : l'Anatomie du cœur qu'il nous a donnée, eſt un chef-d'œuvre, & lui aſſurera, dans les ſiécles à venir, la réputation d'un grand Phyſicien & d'un célébre Anatomiſte. Le ſçavant & profond Van-ſwiéten, premier Médecin de l'Empereur ; l'Hypocrate de notre ſiécle, dont les Ouvrages paſſeront à la poſtérité, n'a été appellé à la Cour de Vienne, que parce qu'il étoit le plus grand Anatomiſte de l'Allemagne. C'eſt par l'Anatomie que les Médecins de la Capitale, ceux des Provinces acquiérent de la célébrité, & ſe diſtinguent dans leur profeſſion ; c'eſt elle qui leur donne cette réputation ſi méritée ; ſans elle, la Médecine ne ſeroit plus cette Science lumineuſe, qui a mérité dans tous les temps la conſidération & même la vénération de tous les Peuples de la terre, & les regards des Souverains. Sans l'Anatomie, l'exercice de cet Art divin ne ſeroit plus qu'un Empiriſme des plus mépriſables. Auſſi voyons-nous les vrais Médecins ſaiſir toutes les occaſions de renouveller, pour ainſi dire, les connoiſſances Anatomiques qu'ils ont puiſées dans leurs Écoles : vous les voyez,

MESSIEURS, nous honorer de leur préſence ; vous les voyez aſſiſter à nos démonſtrations Anatomiques. Eh ! pourquoi ? Pour ſe rappeller & avoir toujours préſent l'arrangement & le méchaniſme des parties, ſur leſquelles ils fondent leur exercice & leur pratique. Quelles obligations n'avons-nous pas à un grand nombre de Médecins, des découvertes précieuſes dont ils ont enrichi l'Anatomie ? Ce ſont des Médecins qui ont les premiers diſſéqué des cadavres humains. Il eſt vrai que dans ces temps il n'y avoit aucune diſtinction entre la Médecine & la Chirurgie ; * l'Art de guérir n'étoit point partagé ; ce partage ne s'eſt fait & n'a ſubſiſté que dans quelques parties de l'Europe ; en Angleterre, en Allemagne, en Hollande, & dans beaucoup de Pays, ces deux profeſſions ne ſont point exactement diviſées. Si les Médecins ſe ſont appliqués & s'appliquent encore à l'Anatomie, c'eſt qu'ils en reconnoiſſent l'indiſpenſable néceſſité pour exercer la Médecine.

* *Nec alia Chirurgiæ quam Medecinæ ſunt præcepta, nec aliæ demonſtrandi leges ; ambæ enim ſub iiſdem natæ ſunt Auctoribus.* Fernel.

L'Anatomie eſt encore néceſſaire à des Artiſtes, dont les Ouvrages ſont l'ornement de nos Temples & de nos Palais, & qui tranſmettent à la poſtérité les actions des grands hommes, & leur parfaite reſſemblance. Vous devez, MESSIEURS, reconnoître à ces traits, la Peinture & la Sculpture. Auſſi les Raphaël, les Michel-Ange, les Rubens, & généralement tous ceux qui ont excellé en ce genre, ſe ſont appliqués à la connoiſſance du corps humain; & ſeroit-ce en trop dire, que d'avancer, que s'ils ſurpaſſerent les autres Artiſtes, ils dûrent une partie de leurs ſuccès à l'étude qu'ils avoient faite de l'Anatomie. Si la plupart de leurs Ouvrages nous frappent d'admiration; ſi les ſujets qu'ils repréſentent paroiſſent reſpirer & vivre; ſi nous trouvons dans leurs traits tant de vérité & de reſſemblance avec les Originaux; enfin, s'ils ont ſi bien imité la nature, c'eſt qu'ils l'ont bien étudiée, & qu'ils ſe ſont appliqués à l'Anatomie.

Le corps humain étant une partie de nous-même très-importante, la connoiſſance de cette partie doit faire l'objet de l'étude, des recherches & des méditations de tout vrai Philosophe. L'expérience fait voir, que si le corps languit, l'ame se ressent de cette langueur. C'est donc un objet digne de l'attention du Philosophe, de travailler à se rendre habile dans l'Art de prévenir ou réparer les accidens qui peuvent, en affoiblissant son corps, jetter son ame dans l'engourdissement & l'inaction. Quel champ, d'ailleurs, plus vaste pour un Philosophe, que celui de tenter d'expliquer l'union de l'ame avec le corps, & les fonctions qui résultent de cette union ? Nous remarquerons encore, que si le corps humain est une des plus belles machines qui soient sorties des mains du Créateur, il n'y a rien dans la Nature de si intéressant pour un Philosophe, que la connoissance de cette admirable machine. Enfin, si la connoissance de soi-même, qui fait le principal objet de la Philosophie, suppose celle du corps, & celle-ci un enchaînement si prodigieux de causes & d'effets, qu'aucun ne mene plus directement à la notion d'une intelligence toute sage & toute-puissante ; cette connoissance sera, pour ainſi dire, un des fondemens de la Théologie naturelle. Auſſi Gallien, dans ſon Livre de la formation du fœtus, fait-il un crime aux Philoſophes de ſon temps, de s'amuſer à des conjectures haſardées ſur la nature & la formation du Monde, tandis qu'ils ignoroient les premiers élémens de la ſtructure des corps animés.

Quelle étoit, MESSIEURS, l'étude favorite du célébre Deſcartes, qui a renouvellé la face de toutes les Sciences? Vous vous figurez ce grand Géometre, ce Prince de la ſaine Philoſophie, uniquement occupé du ſoin de fonder un nouvel Empire; vous vous le repréſentez appliqué tout entier à paſſer en revue les eſpaces immenſes de l'Univers, à ranger leurs matériaux, à les mouvoir enfin par une cauſe méchanique, commune & générale. Une Science, non moins ſublime, mais plus utile, l'Anatomie, MESSIEURS, partageoit avec la Phyſique les précieux momens de ce grand Homme. Auſſi ſage, mais plus éclairé que Démocrite, on le trouvoit ſouvent occupé, non-ſeulement à contempler, comme lui, les merveilles de la Nature dans la ſtructure des

des différens animaux, mais encore à diriger ses spéculations au but le plus louable & le plus intéressant, c'est-à-dire, à la Science conservatrice du genre humain, à l'Anatomie. Son exactitude alla si loin dans l'examen des moindres parties de l'animal, *qu'aucun Médecin de profession*, dit l'Auteur de sa vie, * *ne pouvoit se vanter d'y avoir pris garde de plus près que lui.* Descartes, lui-même, assure dans une lettre au Pere Mersenne, que par des recherches Anatomiques de onze années, il s'étoit rendu cette Science si familiere, qu'il n'y avoit point de partie dans le corps humain, si petite qu'elle fût, dont il n'eût connoissance, & dont il ne crût pouvoir expliquer la formation par les causes naturelles. On le voit persuadé, dans son Livre de la méthode, que ces connoissances le conduiront infailliblement, non-seulement à guérir les maladies du corps, & à prolonger la vie, mais encore, ce qui vous surprendra peut-être, MESSIEURS, à guérir celles de l'es-

* Baillet.

prit. L'eſprit, dit-il, eſt ſi dépendant du corps, que s'il eſt poſſible de trouver quelques moyens de rendre les hommes plus ſages & plus habiles, je crois, continue-t-il, que c'eſt dans l'Anatomie qu'on doit les chercher. Il déclare qu'il eſt dans le deſſein d'employer toute ſa vie à la recherche d'une Science ſi néceſſaire, & il aſſure être ſur la voie de cette grande découverte.

Qui a pu ſuggérer à cet homme célébre un projet ſi vaſte, ſi admirable, ſi digne de lui, ſi téméraire même en apparence pour tout autre que lui? C'eſt une connoiſſance profonde des reſſorts les plus ſecrets de notre machine; de ces organes nerveux, dont la variété des conſtitutions forme la diverſité des caractères & les différens génies; conſtitutions dont les dépravations accidentelles transforment quelquefois l'homme le plus ſage en furieux, & le plus ſpirituel en imbécille. Il eſt des Plantes capables d'exciter en nous ces transformations pernicieuſes.* Seroit-il poſſible

* Le *Solanum maniacum*, le *Stramonium*, *&c.* lorſque ces Plantes ſont priſes à une certaine quantité.

que la nature, ſi attentive à placer les antidotes à côté des poiſons, nous eût prodigué des moyens phyſiques de nous rendre ſtupides, inſenſés & méchans ; & ne nous en eût accordé aucuns pour devenir plus ſpirituels, plus raiſonnables & plus gens de bien ? N'imputons point tant de barbarie à la mere des humains, n'accuſons que notre peu de ſagacité de n'avoir pu découvrir encore chez elle des ſecours ſi importans.

Après cela, ſi l'on pouvoit douter encore, que l'étude, dont je parle, fût du reſſort de la Philoſophie, je citerois en témoignage le pere de l'Éloquence Romaine, ce génie ſublime, auſſi verſé dans la connoiſſance de la Nature, que dans la ſcience du Barreau, & qu'on peut appeller, à juſte titre, le Prince des Philoſophes, comme il le fut des Orateurs. J'ouvrirois le Livre de la Nature des Dieux, & au milieu des preuves dont il accable les Matérialiſtes de ſon temps, ne m'attachant qu'à la ſeule organiſation du corps humain, je vous ferois remarquer l'avantage qu'il en tire pour s'élever à la connoiſſance de cette intelligence ſuprême, qui a préſidé à la formation de nôtre être, pour se confirmer dans la certitude de son existence, admirer la beauté de ses ouvrages, & s'exciter à la reconnoissance de ses bienfaits. Oui, MESSIEURS, un coup d'œil sur cette admirable machine suffit pour dissiper les ténébres qu'une fausse Philosophie voudroit répandre sur la réalité du premier être, à qui tous les autres doivent leur existence. Un ouvrage si parfait n'a pu sortir que de la main d'un Dieu; sa structure surpasse la force de toute intelligence créée; un concours fortuit d'atomes, fruit bisarre d'une imagination déréglée, n'en sçauroit être le principe. * A quelque systême que l'on ait recours, quelque subtilité que l'on mette en œuvre, il est impossible de méconnoître la sagesse infinie de l'Ouvrier qui en a tissu les parties, réglé les mouvemens, dirigé les opérations; qui établissant ces mêmes parties dans une dépendance mutuelle,

* ....... *Ex quo debet intelligi, nec figuram, nec situm membrorum, nec ingenii mentisque vim talem effici potuisse fortunâ.* Cic. de Nat. Deor. Lib. II. num. 153.

a aſſigné à chacune l'uſage qui leur eſt propre, a deſtiné les unes à la conſervation des autres, & maintient, entre toutes cette union, cet équilibre & ce concert merveilleux, qui frappe tout eſprit raiſonnable, & mérite l'attention de tout homme ſage.

Si l'Anatomie eſt utile à tous les hommes, néceſſaire à quelques-uns, combien doit-elle être indiſpenſable à celui qui veut exercer la Chirurgie? C'eſt le ſujet de la ſeconde Partie.

## *SECONDE PARTIE.*

SI l'on examine combien il eſt néceſſaire de connoître parfaitement le méchaniſme de l'ouvrage le plus ſimple, quand on eſt prépoſé par état à l'entretien & au rétabliſſement de cet ouvrage, on eſt bientôt convaincu qu'il ne peut y avoir deux ſentimens ſur l'importance de l'Anatomie pour exercer la Chirurgie. Lorſqu'on s'eſt dit à ſoi-même, que celui qui ſera le mieux inſtruit de la conſtruction d'une horloge, ſera le plus capable de la raccommoder, il ſemble qu'on ſoit forcé de conclure, tout étant égal d'ailleurs, que celui qui connoîtra le mieux le corps humain, sera le plus en état d'en rétablir les dérangemens, & que le meilleur Anatomiste sera certainement le meilleur Chirurgien.

Le corps humain étant une machine admirable, composée d'organes susceptibles de dérangemens, qu'on ne peut souvent arrêter ni réparer qu'en divisant le tissu, qu'en retranchant des parties; celui qui est préposé pour faire ces opérations est obligé de connoître les parties qu'il veut diviser ou retrancher. Il n'y a presque aucun endroit du corps où ces divisions ne deviennent nécessaires; dans toutes les opérations il y a des parties qu'il faut ménager, qu'il faut respecter, & qu'on ne peut offenser sans exposer le malade à de grands dangers. Quel sera donc le Chirurgien qui, dépourvu de lumieres Anatomiques, s'exposera à faire la plus légere opération? Ne craindra-t-il pas, en pénétrant dans le tissu des parties, de blesser, d'offenser celles qu'il ne connoît pas, & dont la blessure peut causer des accidens terribles & mortels? D'ailleurs, la crainte de couper des parties dont il n'a nulle connoissance, lui rendra la main tremblante: delà, incertitude dans ses actions, tâtonnemens inutiles, plus de perplexité, plus de longueur dans l'opération, & conséquemment plus de douleurs pour le malade. S'il ne craint rien, s'il ne doute de rien, s'il se régle pour faire une opération sur les procédés & la méthode des grands Maîtres, sans sçavoir l'Anatomie, quels dangers le malade ne court-il pas! Je suppose, pour un moment, que ce Chirurgien ait appris, par la lecture, des opérations décrites dans les Livres, ou en voyant opérer les Maîtres de l'Art, à bien faire telle & telle opération, & qu'à force de pratiquer il ait acquis une sorte de dextérité. Si l'on fait attention que l'habitude d'opérer ne donne pas les lumieres que l'on puise dans les dissections Anatomiques, qui, dans les cas difficiles, doivent éclairer & guider la main du Chirurgien; on sera bientôt convaincu que livré à la routine ou à la méthode qu'il s'est formée, il ne sera jamais qu'un opérateur dangereux. Trop timide pour abandonner des ſentiers frayés par l'habitude, il n'oſera s'en écarter; ſa routine ſera ſa loi, & il agira au haſard. Ne peut-il pas d'ailleurs ſe rencontrer, même dans une opération décrite, des accidens qui, dépendans de la ſection des parties qu'il ne connoît pas, jetteront le trouble & la confuſion dans ſon eſprit, & lui feront manquer l'opération? Enfin, comment fera-t-il pour opérer dans les cas les plus ordinaires; pour ouvrir, par exemple, un abſcès profond, pénétrer dans l'intérieur pour y chercher & en extraire des corps étrangers, extirper des tumeurs environnées de vaiſſeaux qu'il faut reſpecter, ſe faire route à travers des parties délicates qu'il doit ménager, & découvrir des caries qui exigent des opérations variées? Dans tous ces cas, les plus communs dans la pratique Chirurgicale, où les ſecours de la main doivent être réglés par la connoiſſance des parties intéreſſées dans l'opération, le caractere de la maladie & des accidens qui y donne lieu; quelle reſſource trouvera-t-il dans cette habitude, dans cette routine formée ſur des regles générales qui demandent, ſelon la diverſité des cas & des circonſtances, d'être variées à l'infini? Celui qui ne connoît point l'Anatomie eſt prêt de s'égarer à chaque pas; il n'oſe opérer dans des conjonctures délicates, dans des cas particuliers qu'il eſt incapable de diſcerner, & laiſſe plutôt périr le malade, que de lui donner du ſecours.

On dira peut-être, MESSIEURS, que plus un Chirurgien fait d'opérations, plus il acquiert la légéreté & la dextérité de la main: mais ne doit-on pas comprendre que cette légéreté, cette dextérité, ſi déſirables dans un opérateur, ne le rendent que plus redoutable lorſqu'il n'eſt pas ſuffiſamment inſtruit; & ne doit-on pas s'appercevoir que le vrai mérite d'un Chirurgien n'eſt pas toujours celui d'opérer, qu'il conſiſte principalement dans des connoiſſances profondes, puiſées dans l'étude du méchaniſme de nos parties; la Science Anatomique étant le flambeau qui doit l'éclairer dans l'opération. Enfin, nous ne ſçaurions trop le répéter, ce n'eſt point la routine, quelque longue qu'elle ſoit, qui peut former le Chirurgien, elle ne ſert qu'à multiplier ſes fautes, ſes impérities, & à perpétuer ſon aveuglement. Le Chirurgien le plus employé, celui même qui fait le plus d'opérations, ſera toujours fort ignorant & fort dangereux, s'il n'a pas une parfaite connoiſſance de l'Anatomie, & s'il a négligé, comme il n'eſt que trop ordinaire, de s'approprier, par la lecture réfléchie des Livres de ſon Art, l'expérience des autres Praticiens. En un mot, il ne ſuffit pas, MESSIEURS, comme je viens de le dire, qu'il ait l'habitude d'opérer; il ne ſera vraiment habile qu'autant qu'il aura des lumieres pour déterminer la nature & le caractere de la maladie qui donne lieu à l'opération; s'aſſurer, autant qu'il eſt poſſible, de ſa cauſe; reconnoître le dérangement des ſolides; appercevoir le vice des fluides; découvrir la ſource des accidens; ſaiſir les vraies indications, & les diſtinguer des apparentes, qui peuvent le jetter dans des fautes graves. Or, c'eſt uniquement par une ſcience lumineuſe, priſe dans l'Anatomie, ou, ce qui eſt la même choſe, dans l'étude du méchaniſme des parties, qu'il peut pénétrer, diſtinguer tous ces objets. Muni de ces lumieres, il acquerra bientôt la légéreté & la dextérité de la main.

Entendez parler ces Chirurgiens à routine qui, heureusement, sont en petit nombre. L'étude de la Chirurgie, disent-ils, est au lit des malades; c'est-là où s'acquiert l'expérience; c'est à force de voir, de pratiquer, d'opérer, de répéter, qu'on devient Chirurgien: que le temps donné à l'étude est mal employé, & qu'il suffit, pour être habile, de visiter les malades & les panser. Leur conduite feroit croire que la capacité d'un Chirurgien s'acquiert comme celle de quelques Artisans, qui n'ont besoin que des sens & de l'habitude pour se perfectionner dans leur métier: ils ne rougissent pas même de faire sentir que les Ecoles ne sont d'aucune utilité pour apprendre la Chirurgie, & que les connoissances Anatomiques ne sont que de pure curiosité. Quand on leur demande, quels sont leurs guides; quelle est la boussole qui les régle & les conduit; pourquoi agissent-ils; pourquoi opérent-ils de telle ou telle maniere? Ils répondent, d'un ton assuré, que telle est leur méthode, que chacun a la sienne; comme ſi une méthode d'opérer ne devoit pas être fondée ſur la connoiſſance de la ſtructure & du méchaniſme des parties, de la nature & du caractere de la maladie, & qu'on ne dût pas la varier relativement à ces connoiſſances & aux différentes circonſtances, qui dépendent de l'état actuel du malade, & de celui de la maladie.

Ne croyez pas, MESSIEURS, que le portrait que je viens de tracer puiſſe regarder aucun des Maîtres de cette École: leurs lumieres Anatomiques, leur attachement pour les progrès de l'Art, & leur aſſiduité aux leçons que nous donnons à nos éleves, prouvent le contraire.

Un abus préjudiciable à la Société, eſt le zèle indiſcret de perſonnes pieuſes, qui, ſans aucune teinture de l'Anatomie & ſans aucun principe, s'expoſent à faire des ſaignées, à panſer des plaies & des ulceres; elles vont même plus loin. La Médecine, cet Art ſi difficile à pénétrer, que la durée de la plus longue vie ſuffit à peine pour en découvrir tous les ſecrets, fait ſouvent l'objet de leur occupation. A l'abri de quelques ſuccès, plus ſouvent dûs à la Nature, qu'à l'application de leurs remedes, elles s'imaginent que l'exercice de l'Art de guérir ne demande aucune étude, aucune application, & qu'il ſuffit, pour guérir, de panſer habituellement les maux, d'avoir un emplâtre & un onguent. Quel aveuglement! Il eſt vrai que la plupart ont pour but d'exercer la charité, que c'eſt le principal objet qui les anime; mais ſi elles conſidéroient les dangers où elles s'expoſent, elles ceſſeroient bientôt de s'immiſcer dans des Profeſſions auſſi délicates; d'autant plus, que le prétexte de charité, dont quelques-unes ſe couvrent, ne ſubſiſte plus, au moyen des conſultations gratuites que S. A. S. Monſeigneur le Duc d'Orléans a établies au Collége de Médecine de cette Ville, & de celles qui ſe donnent à nos Écoles, où les pauvres ſont journellement panſés & médicamentés.

Nous voyons encore, au détriment de l'humanité, des Artiſans, des gens ſans aveu, des Empiriques, perſuader le Public qu'ils ſont experts pour les fractures & les luxations. Une ſimple réflexion doit dessiller les yeux, & faire revenir de cette prévention ; si l'une des piéces qui composent votre montre vient à se déranger, à qui la confierez-vous pour reconnoître ce dérangement & le réparer ? Ce sera, sans doute, à celui qui en connoît la construction, à un habile Horloger. Si une partie de votre corps a souffert quelque dérangement, pourquoi, par une conduite moins sage, je dirai même contraire à la raison, vous adresser à un homme qui n'a pour lui qu'une routine aveugle, & qui ne connoît aucune des parties dont vous êtes formé ? Supposons, pour un moment, qu'à force de pratiquer, cet Empirique ait réduit quelques fractures ou quelques luxations ; mais si l'on fait attention qu'il est des cas où il ne faut point différer la réduction ; qu'il en est d'autres où il faut attendre que les accidens soient dissipés, & où il seroit dangereux d'y procéder sitôt, & que le traitement doit être varié relativement à une infinité de circonstances, à la nature & à la diversité des accidens qui peuvent survenir ; on sera bientôt convaincu que des objets aussi essentiels ne peuvent être saisis par un Empirique. Qu'une fracture soit accompagnée d'une plaie dangereuse, la réduction, quoique souvent très-difficile, n'est qu'une petite partie dans le traitement. Les inflammations, les suppurations, les dépôts, la gangrene & quantité d'autres accidens demandent des lumieres beaucoup plus étendues que celles qui sont nécessaires pour faire la réduction. Un exercice borné de simples notions sur la situation des os cassés ou luxés, l'industrie & l'adresse suffisent, le plus souvent, pour les replacer: mais des connoissances profondes sur l'Anatomie, sur l'état où sont les parties blessées, sur l'altération des liqueurs, la nature & l'opération des remedes, sont des secours à peine suffisans pour remédier aux accidens qui suivent ces fractures, & demandent un Chirurgien consommé.

L'Anatomie est la boussole qu'un Chirurgien ne doit jamais perdre de vue; elle seule l'aide à remplir, avec succès, les devoirs & les obligations de son état. Eh! de quelle conséquence ne sont pas, MESSIEURS, ces devoirs

& ces obligations? En eſt-il dont l'inobſervation entraîne après elle des ſuites plus funeſtes? Que des Artiſtes, dont les talens ſont conſacrés au luxe & à quelques-uns de nos beſoins, ſe trompent, faute de lumieres ou de connoiſſances; les erreurs qui en réſultent, ne tombant que ſur des choſes indifférentes à la ſanté ou à la vie, les rendent moins coupables envers Dieu & les hommes, que les impérities des Chirurgiens. Ceux-ci traitant un malade ſans lumieres Anatomiques, abuſent de ſa confiance, le conduiſent ſouvent au tombeau, & font un tort irréparable. Malgré la ſécurité, dans laquelle ils paroiſſent être, s'ils ſont ſuſceptibles de réflexions, leur conſcience s'éleve contre eux, & leur réproche, ſans ceſſe, les homicides qu'ils ont commis. Comment un Chirurgien, convaincu que ſon ignorance lui a fait commettre de pareilles fautes, les réparera-t-il? Ce n'eſt point à nous à preſcrire cette réparation: nous dirons ſeulement, que celui qui n'a point encore acquis une parfaite connoiſſance de l'Anatomie, doit bien ſe garder d'exercer la Chirurgie; que s'il s'il n'a pas de dispositions pour l'étude d'une Profession aussi délicate, qu'il se choisisse un autre état où ses fautes ne seront pas si préjudiciables à la Société.

Un autre devoir, non moins essentiel, MESSIEURS, c'est celui de bien faire des rapports en Justice. Les connoissances qui servent à constater l'état de la santé, celui de la maladie, & même les causes de la mort, sont du ressort de notre Art. Les principes que nous établissons, les conséquences que nous en tirons, peuvent éclairer les Magistrats attentifs à l'ordre & à la manutention des Loix; ils leur dictent même souvent les décisions qui les rendent les arbitres de la vie, de l'honneur, de la fortune & de l'état des Citoyens. Les rapports que nous faisons en Justice, sont une des belles prérogatives de notre Profession: mais pour bien remplir cette fonction délicate, il faut beaucoup de lumieres, sur-tout en Anatomie, une application difficile des principes de l'Art, des connoissances sans bornes, & de la justesse dans l'esprit. L'obligation d'établir des principes, qui font la base des Jugemens que les Magistrats doivent porter dans la plupart des matieres criminelles, nous aſſocie en quelque ſorte à la dignité de leurs fonctions. L'eſprit de juſtice & de vérité doit continuellement nous tenir en garde contre tout ce qui pourroit y donner la plus légere atteinte; mais l'ignorance de l'Anatomie ſera la ſource des erreurs les plus préjudiciables, l'inattention aura des ſuites qui ne ſeront pas moins funeſtes, & la prévention des fauſſes doctrines, qui naît ordinairement du défaut de la connoiſſance du méchaniſme des parties, nous égarera dans nos aſſertions. Combien faut-il donc de talens, de pénétration, de connoiſſances pour exercer un Art, dont les obligations ſont ſi difficiles à remplir? Combien faut-il de lumieres pour ſaiſir, pénétrer, diſcerner une infinité de circonſtances eſſentielles, dont la moindre omiſſion eſt d'une conſéquence infinie; pour diſtinguer le ſuicide de l'aſſaſſinat, & établir les véritables cauſes de la mort? Sans ces lumieres, le Chirurgien abuſera de la confiance des Magiſtrats, les induira en erreurs; erreurs, comme je l'ai déja fait ſentir, d'où dépendent ſouvent la vie, l'honneur, l'état & la fortune des Citoyens, ou l'impunité du crime.

Il résulte de tout ce que nous venons de rapporter, que l'Anatomie est le flambeau de l'Art de guérir; qu'elle est pour nous ce que la carte marine est au navigateur, & qu'elle est indispensablement nécessaire pour exercer la Chirurgie. C'est le sentiment des grands Hommes qui nous ont précédé: il faut, disent-ils, avant de pratiquer cet Art scientifique, ouvrir des cadavres, parcourir les visceres, fouiller dans les entrailles, étudier l'animal jusques dans ses parties les plus insensibles; c'est la voie, continuent-ils, qui conduit à soulager l'homme dans ses maux. En effet, nous voyons tous les jours, dans la pratique Chirurgicale, des maladies qui ne peuvent être connues ni traitées méthodiquement, sans connoître les parties les plus délicates de notre corps. Un homme, par exemple, blessé légérement par une pierre qui lui est tombée sur l'épaule, se trouve pris, immédiatement après ce coup, d'un grand mal de gorge: il ne peut avaler, sa voix devient rauque, sa langue est embarrasſée, & il ne peut parler qu'en bégayant. On applique ſur la gorge des topiques, qui n'ont d'autre effet que d'augmenter la ſuffocation. Un Anatomiſte conſulté, découvre & décide que le mal de gorge n'a pu ſuccéder au coup porté ſur l'épaule, que parce que la pierre a contu le petit muſcle *Coraco-hyoïdien*, qui de l'omoplate va s'attacher à l'os hyoïde, & que cette contuſion, faite préciſément ſur l'attache de ce muſcle à l'omoplate, eſt la cauſe du mal de gorge. En conſéquence il tranſporte les médicamens de la gorge ſur l'épaule, & guérit bientôt l'un & l'autre.

On raconte que Gallien fut appellé pour viſiter un citoyen Romain, auquel il étoit reſté un engourdiſſement dans les mains à la ſuite d'une chûte; qu'on avoit chargé ces mains malades de remedes, qui ne produiſoient aucun ſoulagement. Ce grand Homme conſulté, traite l'épine, où les nerfs prennent leur origine pour venir ſe diſtribuer aux mains, & il guérit cet engourdiſſement.

Un homme affecté depuis long-temps d'un point douloureux ſous le ſein gauche, avec des palpitations qui le mettent aux abois, a recours à toutes sortes de remedes, qui, donnés au hasard, ne procurent aucun soulagement. Il consulte enfin un Anatomiste; celui-ci se rappellant que le nerf diaphragmatique gauche, plus long que le droit, avant de se plonger dans le diaphragme, fait une inflexion, & rampe sur les parois de la poitrine, vis-à-vis la pointe du cœur; juge que la pointe du cœur, frappant contre ce nerf, le blesse & l'irrite, & que cette irritation produit tous les symptômes qui affectent le malade. D'après cette découverte, le remede est bien facile: il fait coucher le malade sur le côté droit; par cette position la pointe du cœur s'éloigne du côté gauche, & ne frappe plus avec tant de force contre ce cordon nerveux; la palpitation s'affoiblit & la douleur cesse. Le malade n'est-il pas encore guéri? Connoissant le siége & la cause du mal, il applique des topiques sur la région du nerf rendu trop sensible; il fait des remedes qui diminuent l'impétuosité du sang; en un mot, il travaille en homme éclairé, & le succès répond à ses lumieres.

Au surplus, si nous avons vu disparoître les visions de Vanhelmont, de Sylvius de le Boë, sur la fermentation qu'ils croyoient nécessaire à la digestion des alimens ; si nous connoissons les voies étroites que parcourent les liqueurs qui se séparent de la pâte alimentaire, pour s'assimiler à nos parties, & réparer les pertes que nous faisons continuellement ; si nous sommes assurés des propriétés de la bile, du suc ou de l'humeur pancréatique ; si nous sommes en état d'établir des régles sur la diéte ; si nous avons vu céder les suites fâcheuses des blessures du conduit de la parotide, qui étoient ci-devant incurables ; si l'on est parvenu à perfectionner & à simplifier la plupart des opérations ; si tant d'imaginations bizarres sur la génération viennent enfin de disparoître, c'est à l'étude & aux découvertes Anatomiques que nous en avons l'obligation. Plus l'Art des dissections s'est perfectionné, plus l'Art de guérir est devenu lumineux. La connoissance de la distribution des artéres & des veines, les injections qu'on y fait & qui ont complété la démonstration de la circulation du sang, les ramifications des filets nerveux, l'organiſation & le méchaniſme des parties ſont les fondemens de l'édifice immenſe, ſur leſquels ſont établis les régles de l'Art.

Après cela, ſi vous doutez encore, MESSIEURS, de l'utilité, de la néceſſité de l'Anatomie & des avantages précieux que la Société peut en retirer, achevez de vous en convaincre par les témoignages d'eſtime que le Roi a donné à cette Science. Ce Monarque inſtruit combien l'Anatomie eſt utile, & voulant donner à ſes Sujets des marques de ſon amour & de l'intérêt qu'il prend à leur conſervation, a nommé des Profeſſeurs dans la célébre École de ſa Capitale; les Provinces les plus reculées ont également fixé ſes regards, & mérité ſon attention. * On l'a vu, par des vues ſupérieures, honorer de ſa Royale protection, décorer même ceux qui ſe diſtinguent dans notre Art. ** D'après cet exemple, un grand Prin-

* Le Roi a établi des Écoles d'Anatomie & de Chirurgie à Montpellier, Rouen, Toulon, Bordeaux, &c.

** Pluſieurs Chirurgiens ont mérité, par leurs travaux, des Lettres de Nobleſſe, dont le Roi les a décorés.

ce, * qui lui eſt attaché par les liens du ſang, déſirant favoriſer notre Ville d'un pareil avantage, lui a demandé l'établiſſement de cette École. Ne puis-je pas, MESSIEURS, penſer, qu'applaudiſſant aux vues de ce grand Prince, & à la ſageſſe du gouvernement, ſous lequel nous avons le bonheur de vivre, vous reſſentez combien l'établiſſement de nos Écoles eſt utile à la Société, & combien d'avantages précieux l'Anatomie doit lui procurer; que ces ſentimens, dont vous êtes pénétrés, vous ont portés à nous honorer aujourd'hui de votre préſence. ** Cette preuve de votre bienveillance nous engage à la reconnoiſſance la plus vive, & nous fait eſpérer de mériter un jour l'eſtime & la conſidération de nos Concitoyens.

D'après ce tableau, examinez, jeunes Éleves, ſi vos diſpoſitions vous permettent d'entrer dans la carriere épineuſe de la Chirurgie. Il faut, pour fournir

---

* Monſeigneur le Duc d'Orléans.

** Un grand nombre de perſonnes, les plus diſtinguées dans tous les états, étoient à ce Diſcours

utilement & glorieuſement cette carriere, une certaine aptitude, ſans laquelle le travail eſt preſque toujours infructueux.

Vous avez vu, MESSIEURS, qu'il n'y a perſonne dans la Société qui ne puiſſe retirer quelqu'avantage de l'Anatomie, qu'il eſt impoſſible d'exercer aucune partie de la Chirurgie, ſans en être parfaitement inſtruit. J'ai fait connoître les avantages qu'on en pouvoit attendre, avantages trop précieux pour les négliger.

Si toutes les perſonnes qui forment la Société ont un intérêt ſenſible à s'inſtruire de l'Anatomie; s'il eſt conſtant que cette connoiſſance doit leur procurer des avantages conſidérables, ſoit pour conſerver leur ſanté, ſoit pour la rétablir, ſoit pour ſe confirmer dans la croyance de l'Etre Tout-puiſſant, ſoit enfin pour rendre, avec plus de lumieres, la juſtice aux Citoyens en matiere importante, il eſt à déſirer que toutes les perſonnes qui forment la Société ſoient initiées dans l'Anatomie; avec cette différence qu'elles ne ſont pas tenues de s'y appliquer avec la même attention & la même exactitude que des Chirurgiens.

Grace aux lumieres de notre ſiécle, l'Anatomie n'eſt plus cette ſcience qui faiſoit tant d'horreur, & qu'on abandonnoit aux Chirurgiens, aux Médecins, aux Philoſophes. On commence à ſurmonter cette répugnance de pur inſtinct, cette prévention populaire, cette piété mal-entendue pour des cadavres inſenſibles : l'eſprit philoſophique régne aujourd'hui preſque univerſellement. L'on voit enfin, qu'on ne peut mieux employer un mort qu'à l'inſtruction des vivans ; qu'il eſt beau de chercher les moyens de prolonger la vie dans la mort même, d'épier, pour ainſi dire, cette cruelle juſques ſur ſon Trône, pour découvrir ſes ſtratagêmes, & tirer de ſes propres victoires les moyens de la combattre & de la vaincre. Ce ſont-là, MESSIEURS, les effets du diſcernement & du goût de notre ſiécle pour le beau & pour le ſolide.

Dans tous les temps on a voulu qu'un homme bien né connût un peu la terre qu'il habite, les aſtres qui l'environnent & qui l'éclairent, le ſyſtême du monde

& ſes différens phénomenes. On ſent aujourd'hui que nous avons en nous un monde auſſi admirable, auſſi fécond en phénomenes, que celui que contemplent les Aſtronomes, & qui nous intéreſſe davantage. La ſtructure de ce petit monde peut être miſe en paralléle avec celle du grand; c'eſt l'abrégé de ſon immenſité, & il n'en eſt que plus admirable de raſſembler tant de merveilles dans un auſſi petit eſpace. Cet abrégé, ce monde de merveilles, quel eſt-il, MESSIEURS? C'eſt vous même. Que Saturne ait des Satellites ou qu'il n'en ait point; que Venus paſſe ſur le diſque du Soleil; que les Aſtronomes obſervent des choſes plus ſingulieres encore, cela m'intéreſſera peut-être comme curieux: mais que j'aye au foie, au poumon des tubercules, des ulceres, ou que je n'en aye point; voilà ce qui m'intéreſſe plus que la connoiſſance du cours des Planetes, plus que celle de la marche des aſtres & du monde entier.

Qu'il ſeroit flatteur pour nous, MESS^RS, que les efforts que nous venons de faire, puſſent vous convaincre, combien les connoiſſances Anatomiques vous ſont utiles, & vous perſuader que l'étude de cette Science eſt préférable à la plupart de celles qui font l'objet de votre application, ou de vos amuſemens.

C'eſt à vous, jeunes Éleves, nourriſſons chéris de la Chirurgie, que j'adreſſe particuliérement ce précepte de Thalès, *Noſce te ipſum*, pris dans l'acception qui nous eſt particuliére. Connoiſſez, poſſédez l'Anatomie avant de pratiquer aucune des parties de la Chirurgie. Vous avez dû voir combien cette Science vous eſt indiſpenſable; que ſans elle, il eſt de toute impoſſibilité que vous rempliſſiez jamais les devoirs & les obligations de l'état que vous embraſſez, & que vous ne pouvez tenter la plus légere opération ſans riſquer de commettre un homicide. N'oubliez jamais de quels dangers ſeroient ſuivis les opérations que vous tenteriez de faire ſans avoir approfondi la ſcience Anatomique. Défiez-vous de vous-même, craignez votre inſuffiſance, n'entreprenez jamais une opération, ne faites aucun rapport ſans connoître l'Anatomie.

Que ces vérités ne ſortent point de votre eſprit; qu'elles vous ſoient toujours présentes, & vous excitent à vous appliquer de plus en plus à l'étude de cette Science. Soyez assurés que nous ferons tous nos efforts pour vous développer les ressorts de l'admirable machine qui en fait l'objet. Assistez à nos leçons; que votre application réponde à notre zèle, & que nos soins, nos peines & nos travaux soient un jour couronnés par vos succès.

*FIN.*

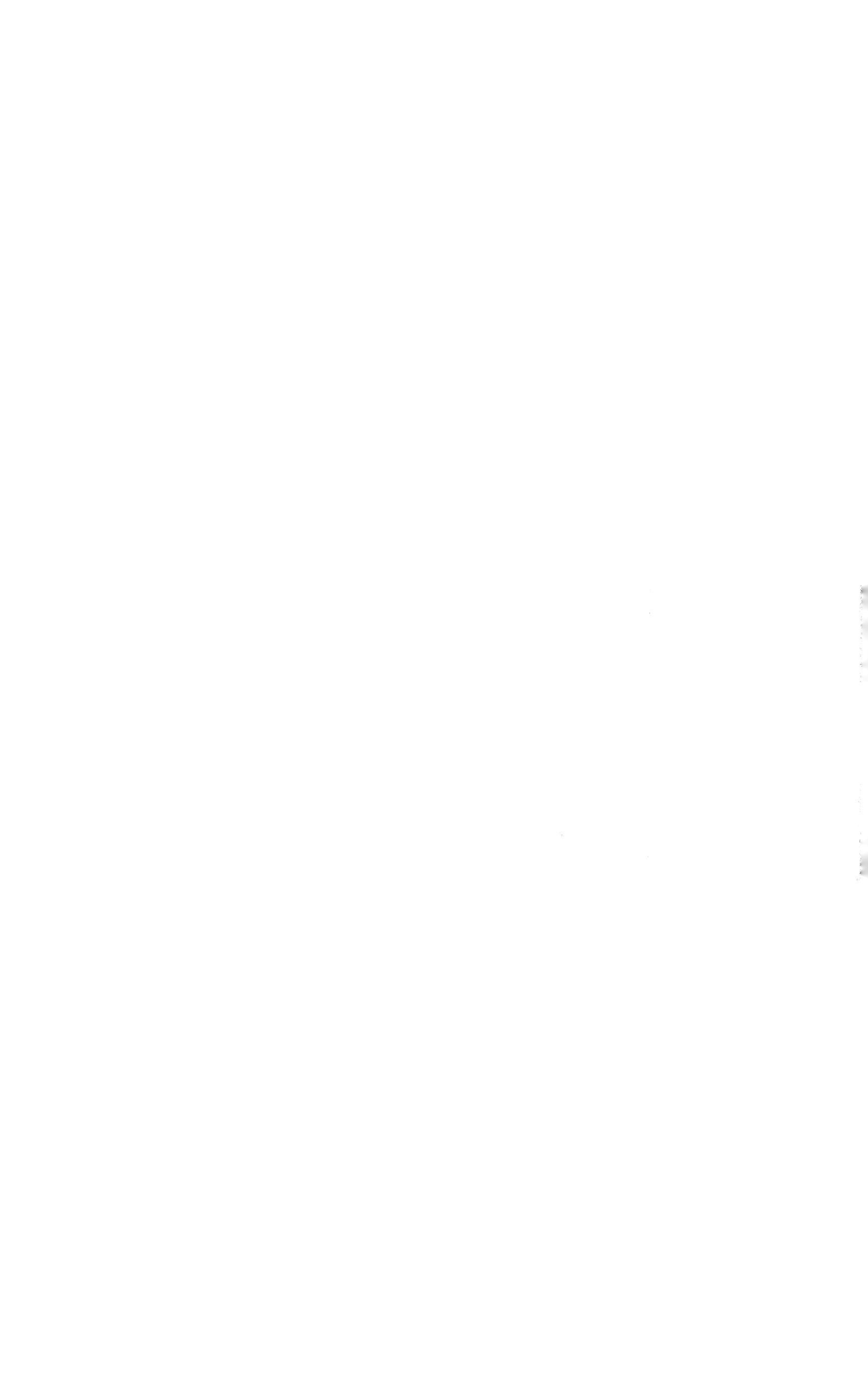

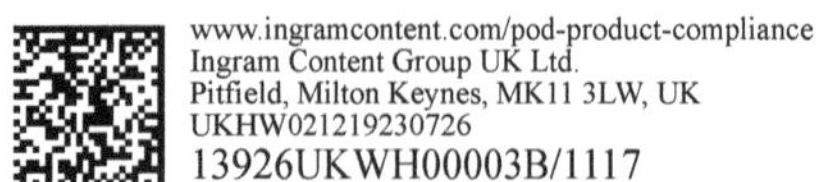
www.ingramcontent.com/pod-product-compliance
Ingram Content Group UK Ltd.
Pitfield, Milton Keynes, MK11 3LW, UK
UKHW021219230726
13926UKWH00003B/1117

9 782013 617840